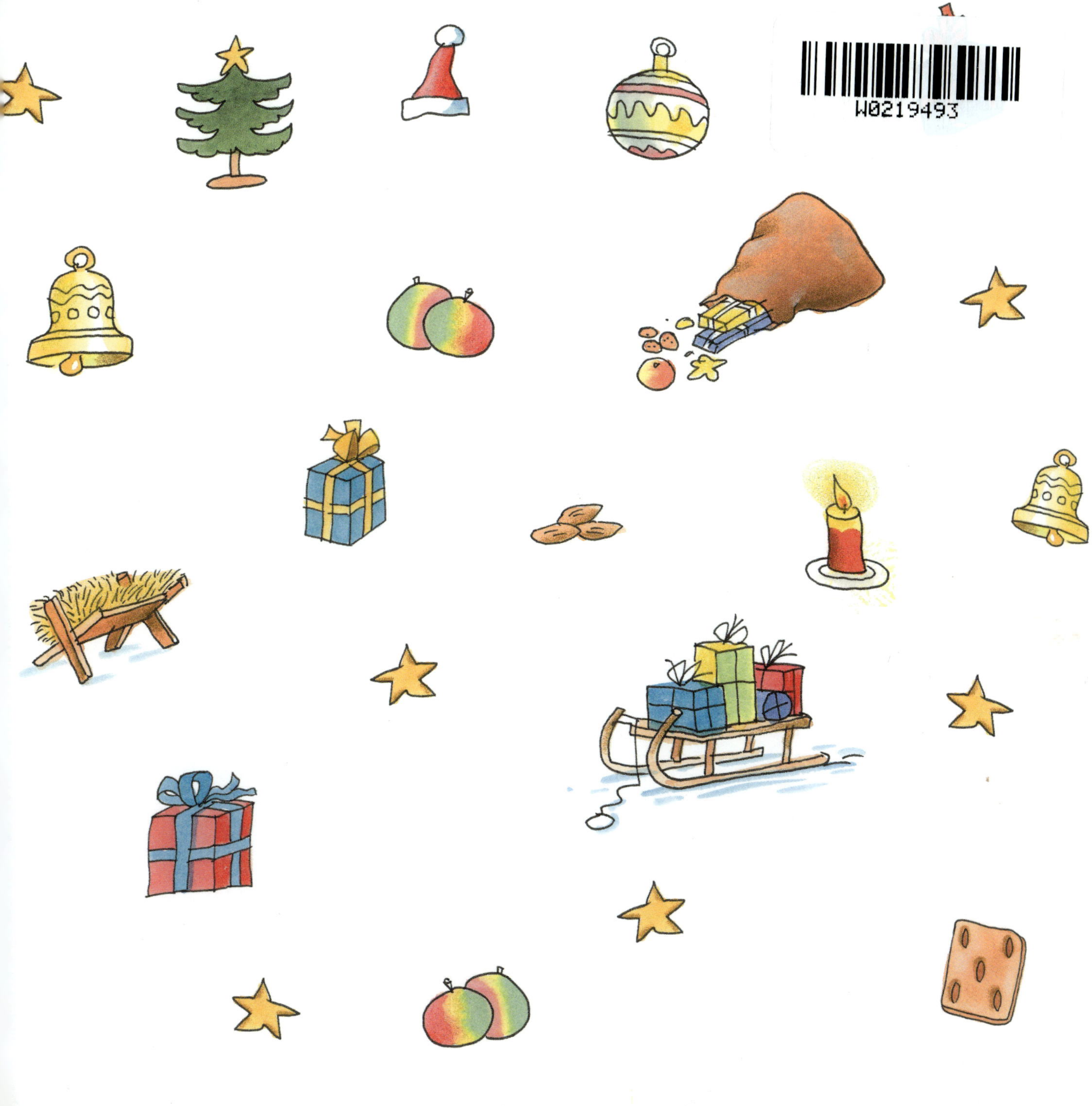

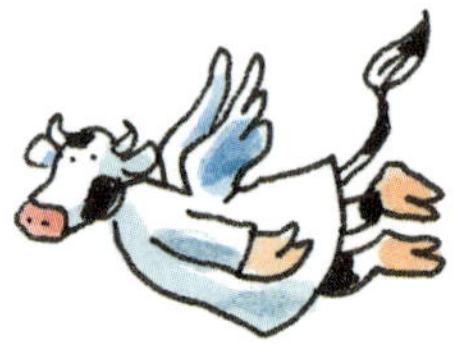

1 2 3 4 09 08

Umschlaggestaltung: Christiane Hahn
unter Verwendung mehrerer Zeichnungen von Klaus Puth
Layout und Satz: Susanne Reeh
Druck und Bindung: Druckerei Uhl, Radolfzell am Bodensee
ISBN 978-3-8218-6040-4

Eichborn Verlag, Kaiserstraße 66, 60329 Frankfurt am Main
Mehr Informationen zu Büchern und Hörbüchern aus dem Eichborn Verlag finden Sie unter www.eichborn.de.

Klaus Puth

Fröhliche Weihnachten mit den Yoga-Kühen

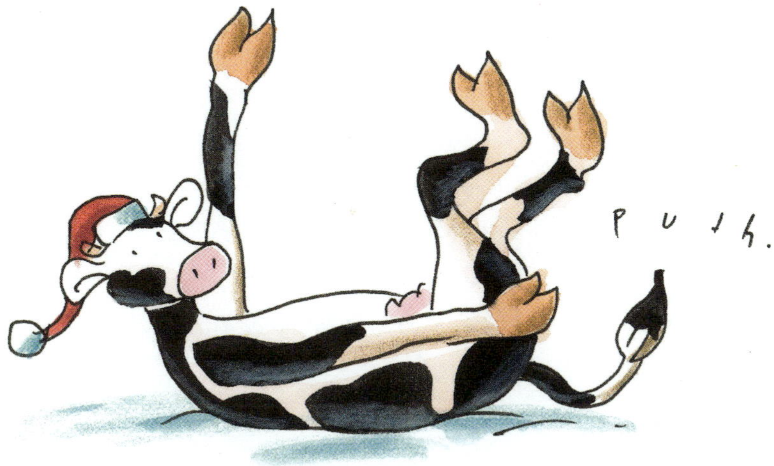

Das Christkind begrüßen

Eichborn

Vorwort

»Alles weiß draußen!« Mildred steht in der halboffenen Stalltür und strahlt: »Schnee! Überall Schnee! Alles ist …«
»Wir glaubens Dir ja!«, brummt Elsi ungnädig. »Tür zu. Mir ist kalt!«
Mildred verzieht das Gesicht und gibt der Stalltür einen beleidigten Tritt. Alle zucken zusammen, als die Tür krachend ins Schloss fällt. Eine späte Spinne, die im warmen Stall überwintert, seilt sich erschrocken an ihrem Faden ab.
Hilde, Mildred, Gundl, Linda, die sonst so quirlige Elsi: Alle starren müde vor sich hin.
»Eine blöde Jahreszeit, es ist langweilig im Stall!«, mault Elsi.
»Ich sehne den Frühling herbei, grüne Wiesen, Blumen, das Summen der Bienen, saftige …«
»Genug jetzt!« Nelli schaut streng von einer zur anderen und strafft ihren Rücken.
»Was soll das Gejammer? Wo bleibt Eure Gelassenheit? Wozu haben wir uns den ganzen Sommer mit Yoga entspannt, wenn ihr nach ein paar läppischen Winterwochen im Stall wieder in eure alten Gewohnheiten zurückfallt: Gelangweilt rumstehen, den Tag verdösen, blöd vor sich hin kauen und …«
Mildred rülpst laut.
Nelli wirft ihr einen strafenden Blick zu, und Gundl und Linde gucken peinlich berührt in die andere Stallecke.
»Nee, Kinder!« Jetzt stampft unsere sonst so gelassene Nelli verärgert mit dem Fuß auf.
»Nee!«, sagt sie noch einmal, »so kann es nicht weitergehen, wir müssen was tun, sonst …«
»Find ich auch!«, dröhnt es aus der entfernteren Stallecke, da wo Erichs extra gesicherte Box steht. Sein massiger Kopf ragt über die Absperrung, und die rotgeränderten Augen funkeln unternehmungslustig zu uns rüber.
»Schließlich kommt bald das Christkind, und

da hab ich doch eine Überraschung für euch alle!«
»Oh, no!« stöhnt Elsi , »dem seine Überraschungen kennen wir.« Und Linda, die bisher gar nichts gesagt hat, schnaubt hörbar durch die Nase: »Lieber nix zu Weihnachten!«
Hilde aber ist plötzlich hellwach. »Lass ihn doch mal«, flüstert sie aufgeregt, »vielleicht macht er uns den Nikolaus ...«
Aber Erich hat uns sowieso nicht zugehört.
»Ich hab eine neue Yoga-Übung für Euch«, verkündet er salbungsvoll.
Neugierig trotten wir näher, und – bei dem Anblick, der sich uns jetzt bietet, verschlägt es selbst Elsi die Sprache.
Erich balanciert seine 15 Zentner Lebendgewicht auf einem Bein. Die anderen drei sind sternförmig in alle Richtungen ausgestreckt.
»Die Übung heißt: *Der Weihnachtsstern*«, doziert Erich, aber seine Stimme klingt gepresst. Die Anstrengung ist ihm anzumerken.
»Standbein durchdrücken, locker atmen, Gliedmaßen gestreckt halten, den Kopf gerade, die Augen sind ...«
Dann verlassen ihn die Kräfte.
Das Standbein beginnt unkontrolliert zu zittern, dann gerät die Yogafigur bedrohlich ins Wanken, und der 15 Zentner schwere Weihnachtsstern stürzt krachend auf den Stallboden.
Drei Mäuse flüchten – panisch fiepend – unter einen Heuballen. Eine riesige Wolke aus Staub und Strohhalmen wirbelt durch den Stall und nimmt uns für kurze Zeit die Sicht.

Hilde hustet.
Linda und Gundl haben die Köpfe weggedreht und geben bei dem Versuch, sich das Lachen zu verbeißen, erstickte Laute von sich.
»Yoga und gleichzeitig reden.« Elsi grinst mich ironisch an. »Wohl ein bisschen zuviel auf einmal fürs kleine Männerhirn?«
Erich hat sich inzwischen mühsam wieder aufgerappelt.
»Nun ja ...« Er guckt verlegen und schüttelt den Staub von seinem breiten Rücken.
»So ähnlich jedenfalls ... und ansonsten ...«

»Erich, du bist ein Genie!«
Wir alle starren verblüfft auf Nelli. Die steht mitten im Stall und strahlt übers ganze Gesicht:

»Das ist eine wunderbare Idee!«
Und ehe wir uns von unserer Überraschung erholen können, verkündet sie energisch:
»Daraus machen wir eine neue Übungsreihe: *Yoga für Weihnachten*! Und ich hab auch schon ein paar schöne Ideen dazu! Stellt Euch alle locker im Halbkreis auf!«
Alle suchen sich in der Enge des Stalles, so gut es geht, einen Platz.
»Wir fangen natürlich,« und dabei wirft Nelli einen spöttischen Seitenblick auf Erich, »nicht gleich mit den schwierigsten Teilen an.«
Sie überlegt kurz.
»Die erste Übung ist ganz einfach. Sie heißt: *Das Geschenk überreichen.*«

Die schlechte Stimmung im Stall ist wie weggeblasen. Es wird viel gelacht, aber alle sind konzentriert bei der Sache.
Der Nachmittag vergeht wie im Flug.

Als wir alle am Abend erschöpft, aber glücklich zusammenstehen, stößt Hilde mich von der Seite an:
»Was ist denn jetzt?«, flüstert sie. »Macht Erich den Nikolaus oder nicht?«
Ich ziehe die Augenbrauen zusammen und schaue Hilde tief in die Augen.
»Wer weiß?«, raune ich geheimnisvoll. »Überraschungen hatten wir für heute genug. Aber bis Weihnachten sind es ja noch ein paar Tage.«

Das Christkind erwarten

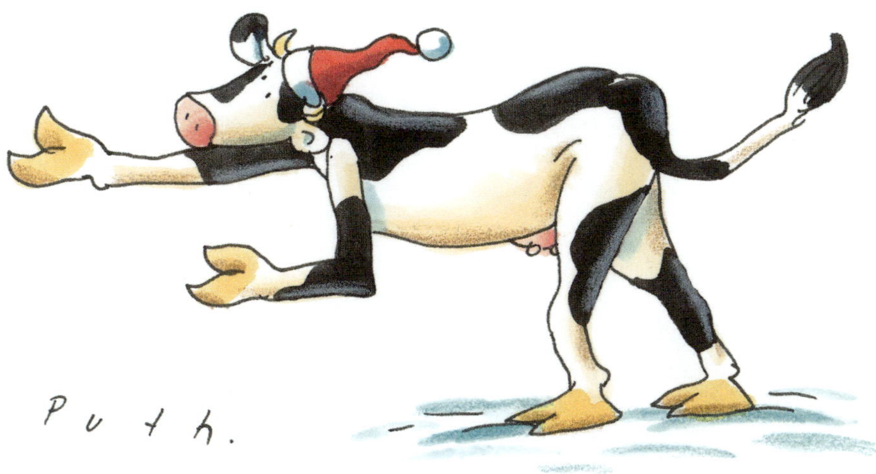

Das Adventstürchen
öffnen

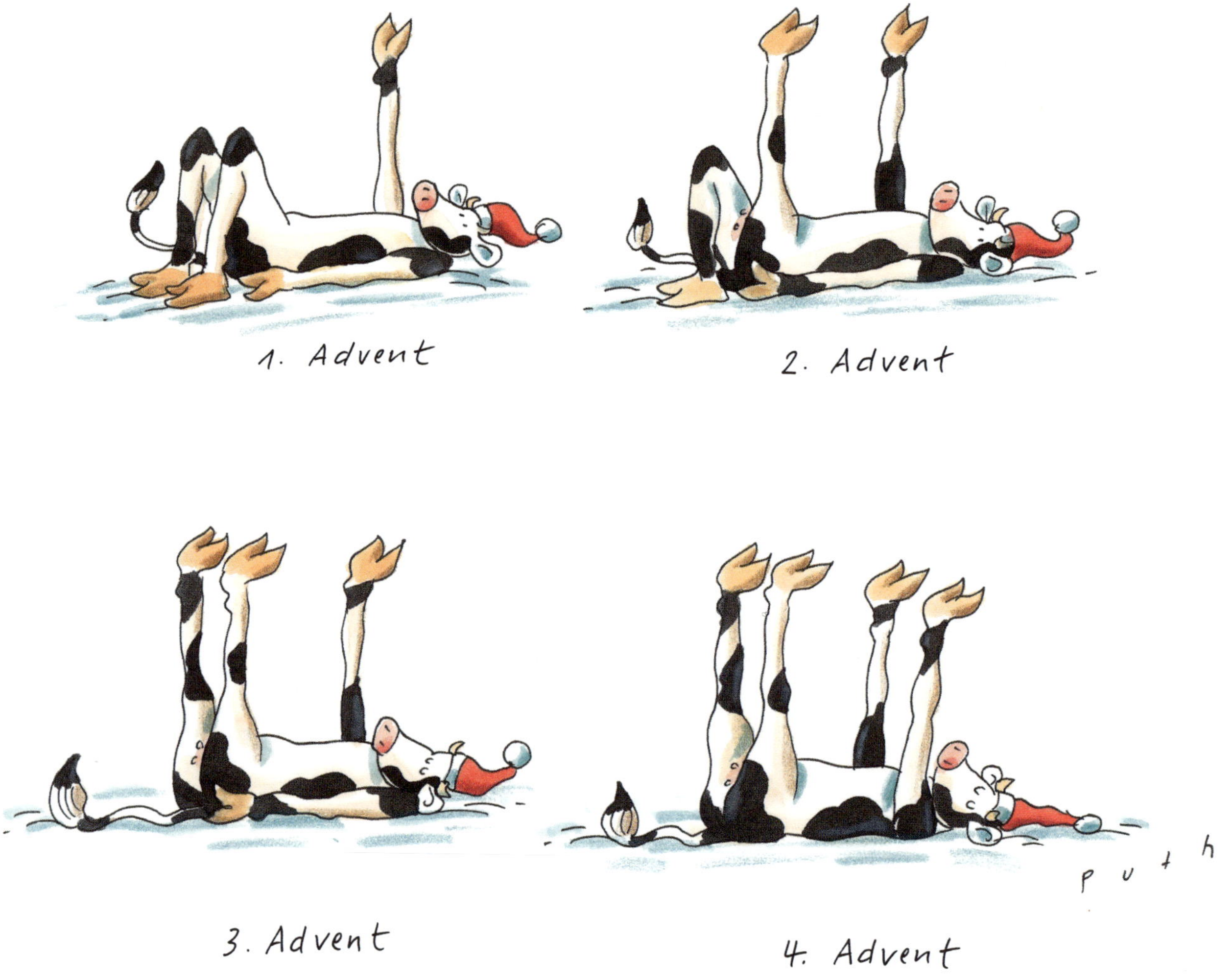
1. Advent
2. Advent
3. Advent
4. Advent
puth.

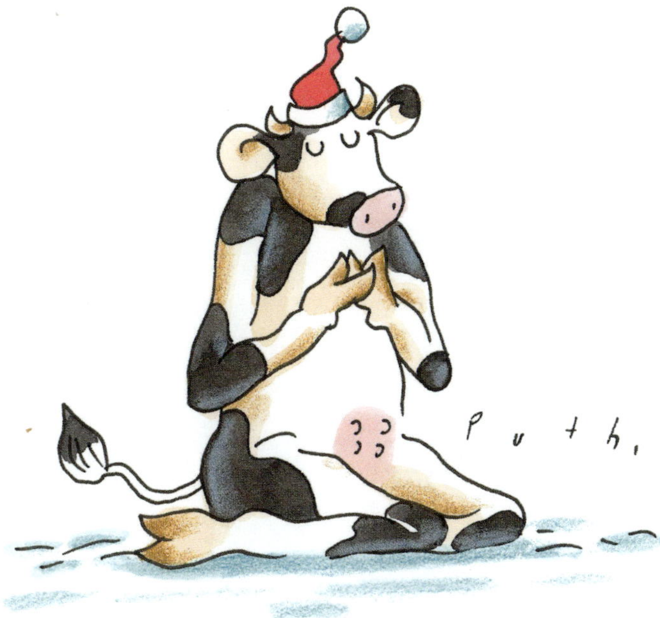

Das Christkind erwarten

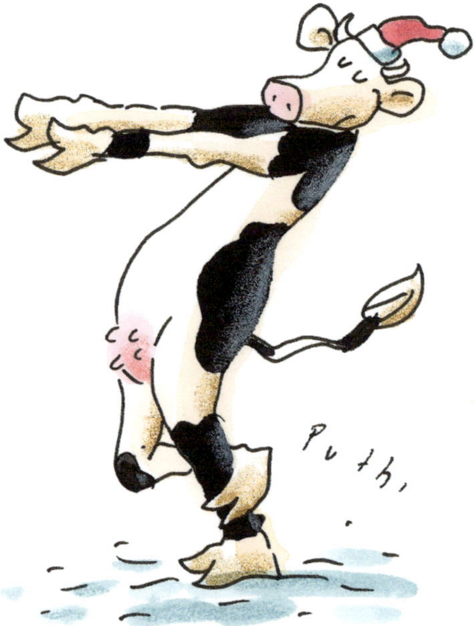

Der heiße Glühweinbecher

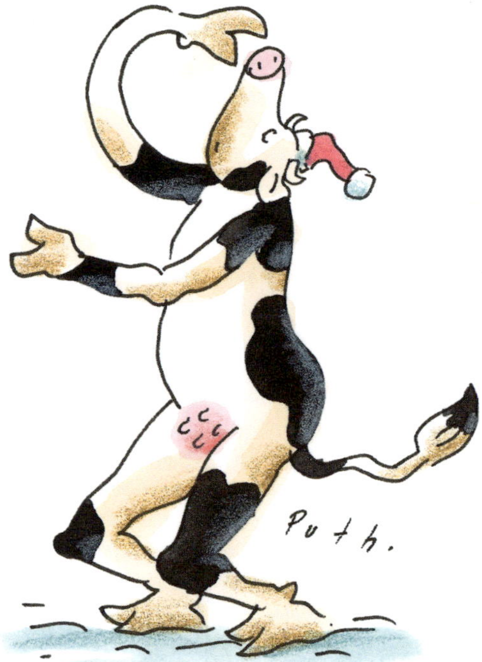

Den Glühweinbecher leeren

Die Vorfreude genießen

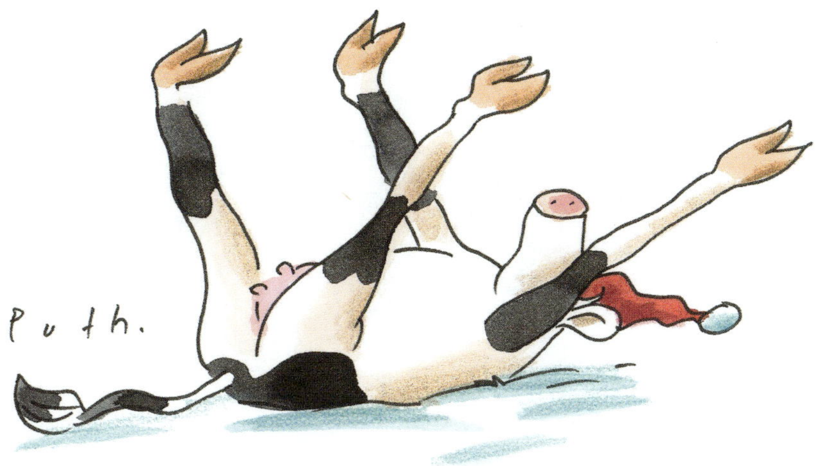

Die Weihnachtsgrippe

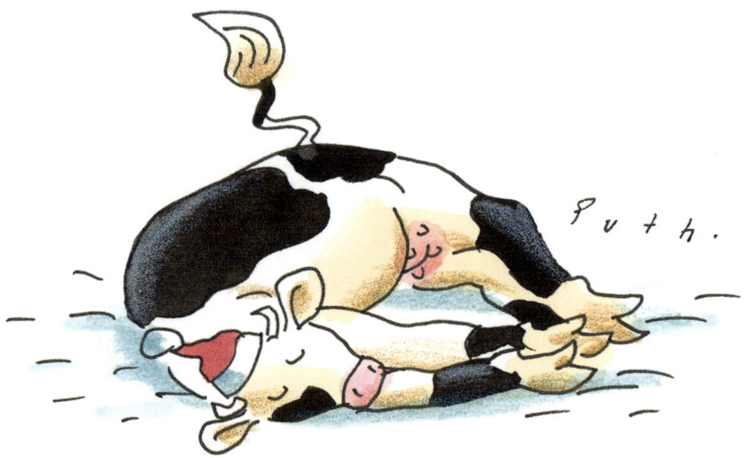

Die abgebrannte
Adventskerze

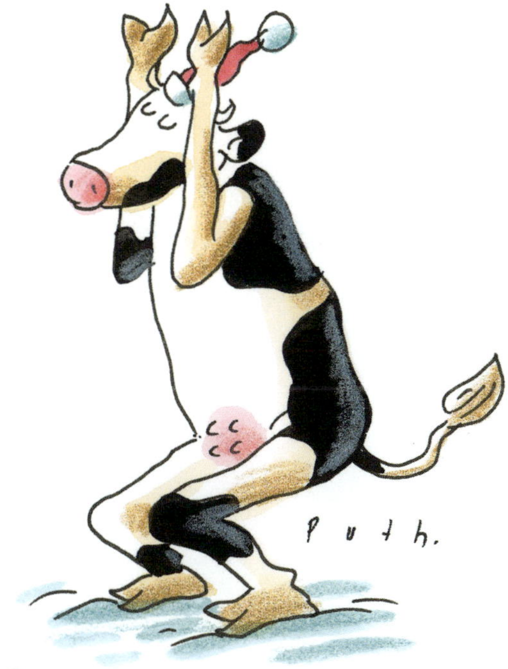

Das stehende Rentier

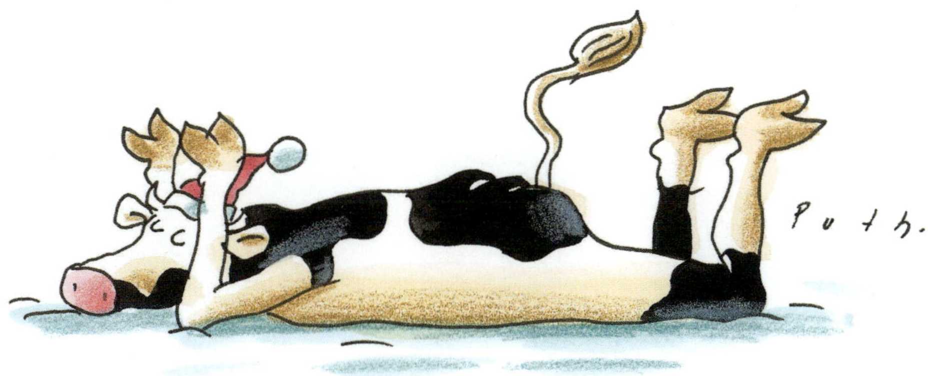

Das liegende Rentier

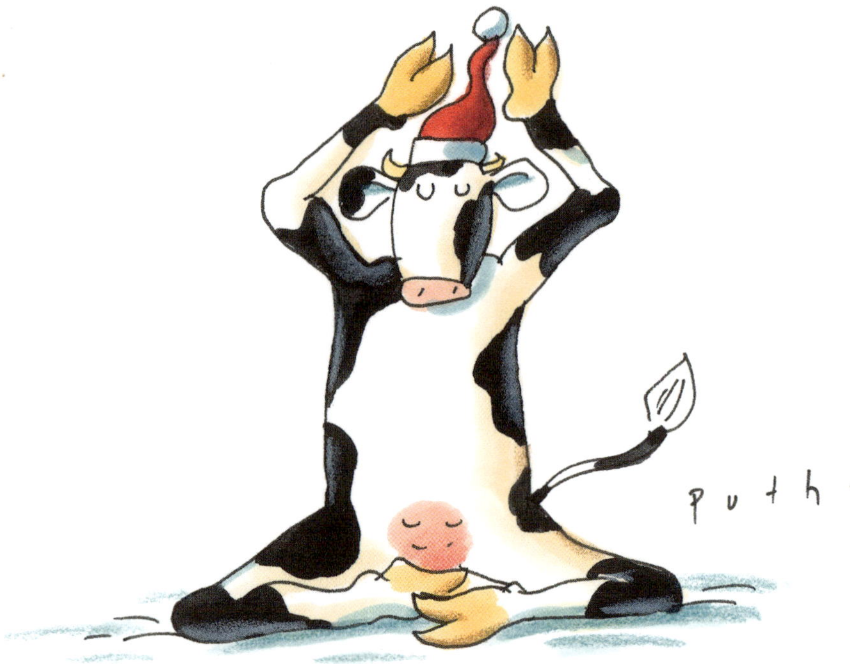

Den Christbaum auf stellen

Die kleine Tanne

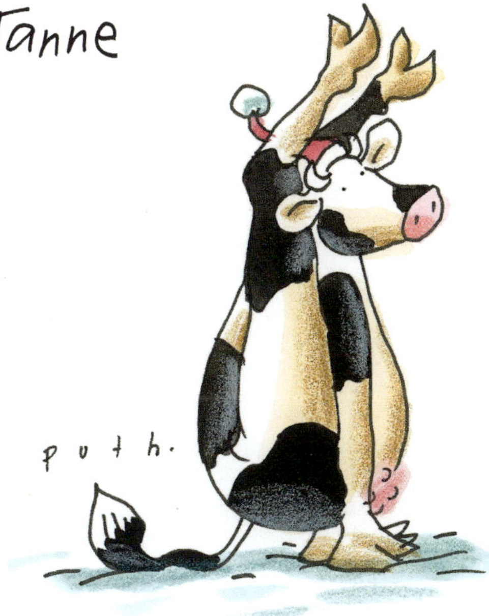

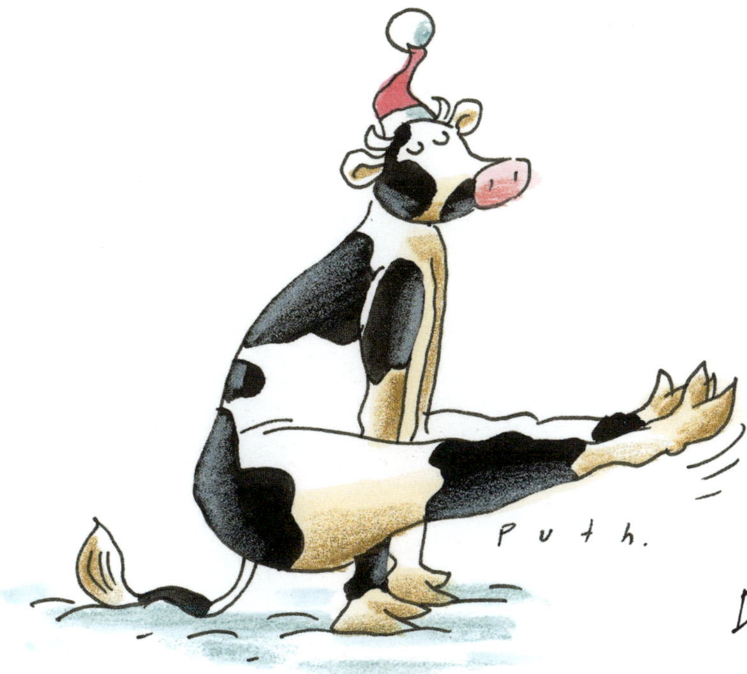

Die große Tanne

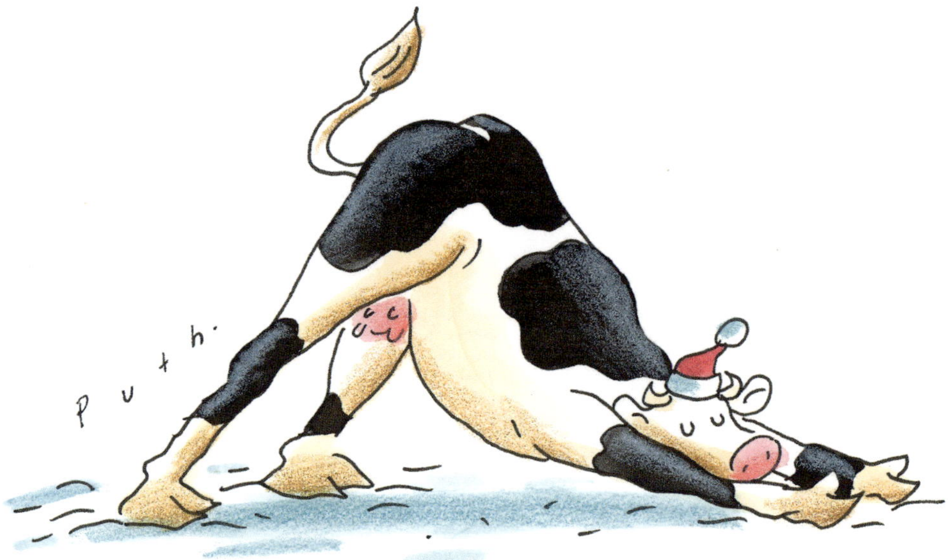

Die Weihnachtspyramide

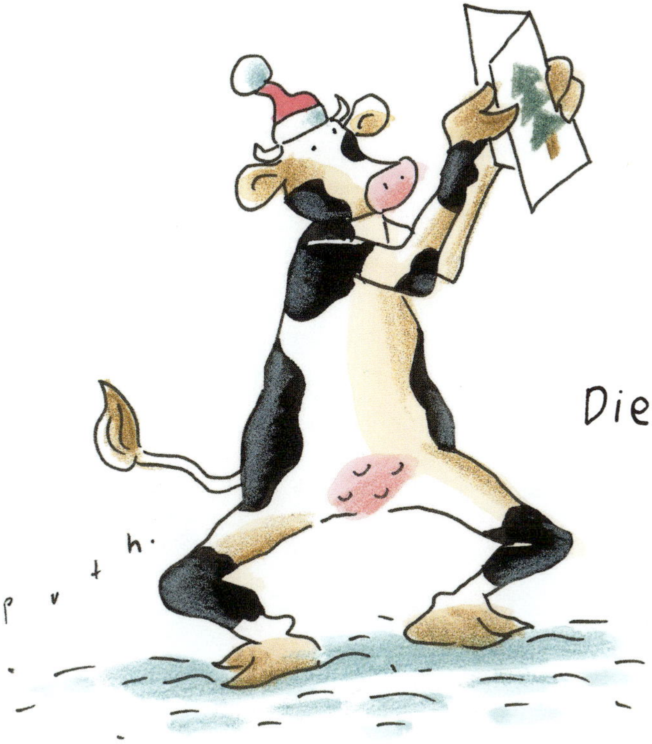

Die Weihnachtskarte schreiben

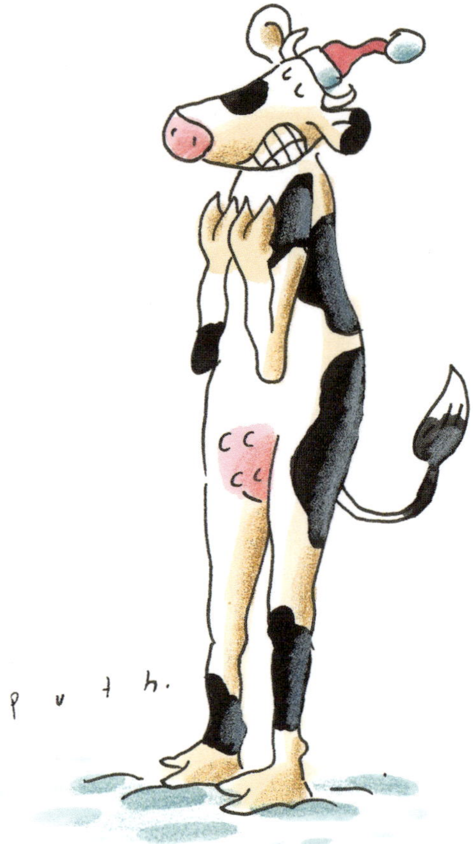

Der große Nussknacker

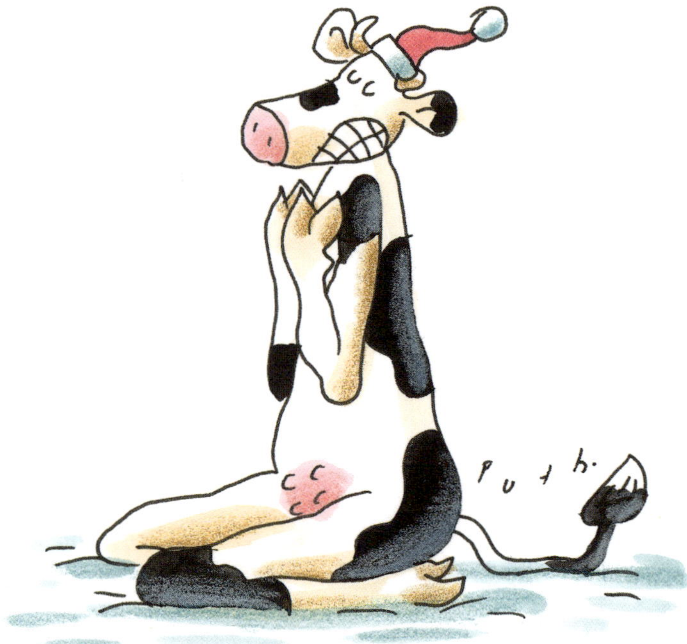

Der kleine Nussknacker

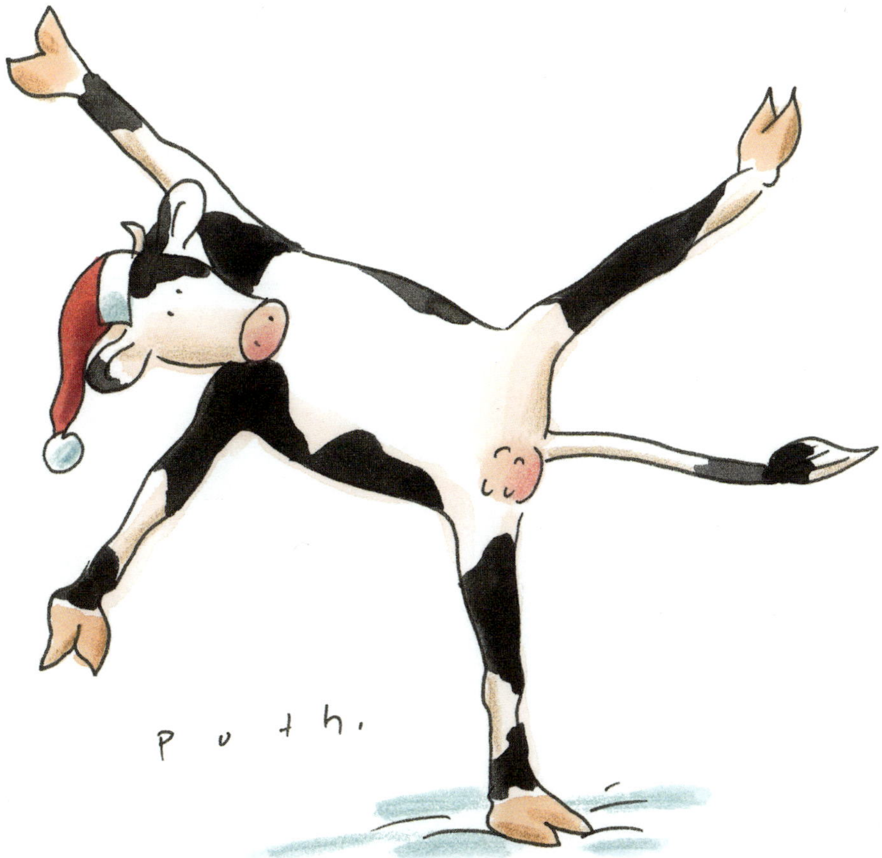

Der Weihnachtsstern

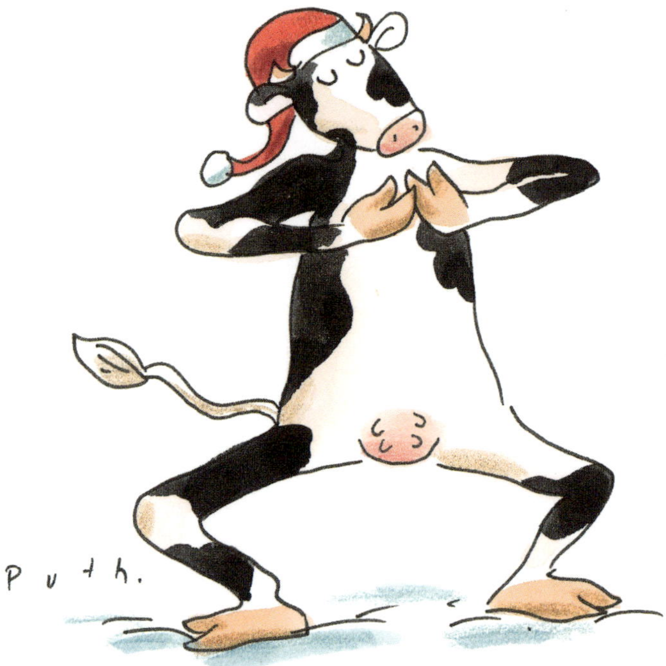

Der halbe
Spekuhlatius

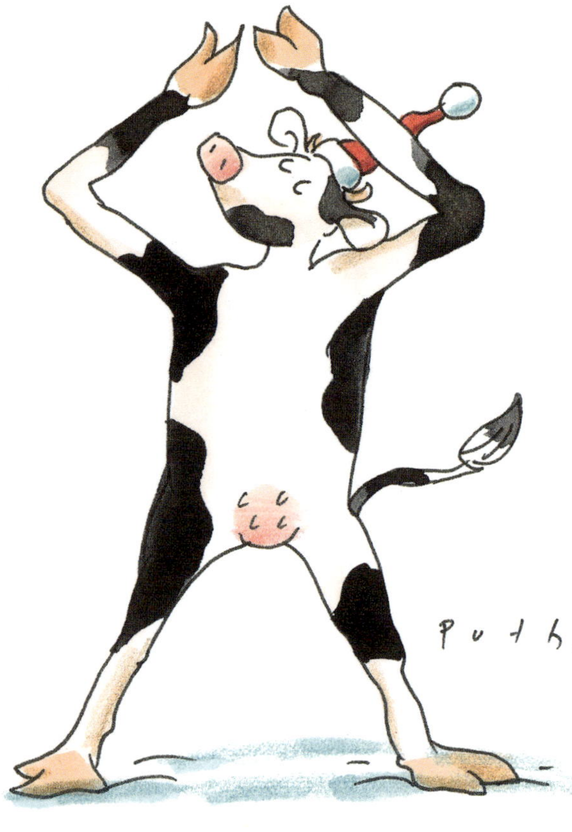

Der ganze
Spekuhlatius

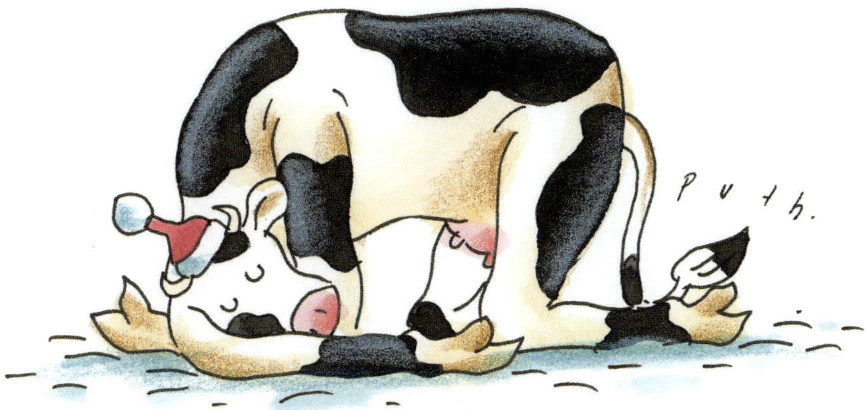

Der Dominostein

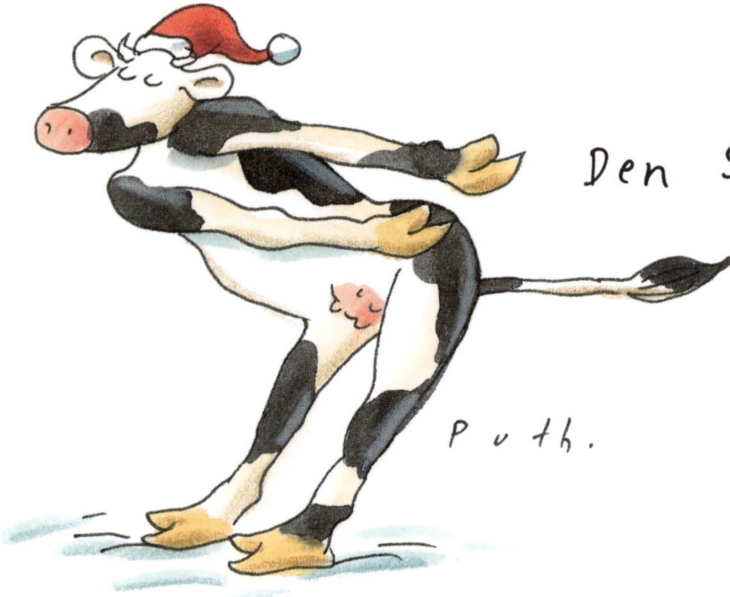

Den Schlitten ziehen

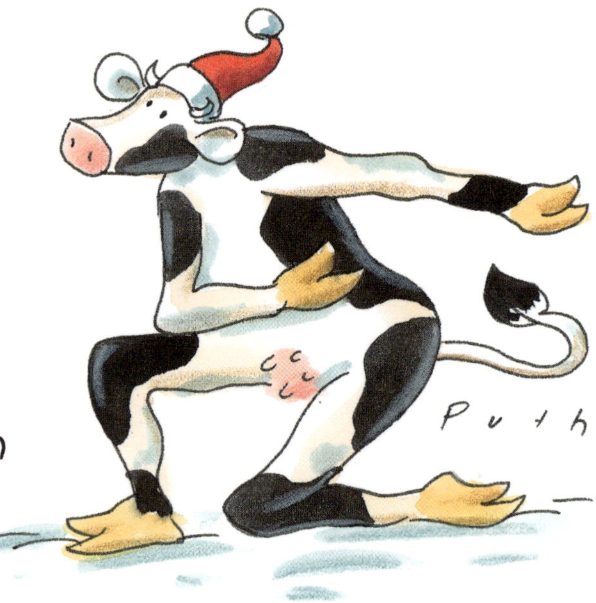

Den schweren Schlitten ziehen

Den Heiligabend spüren

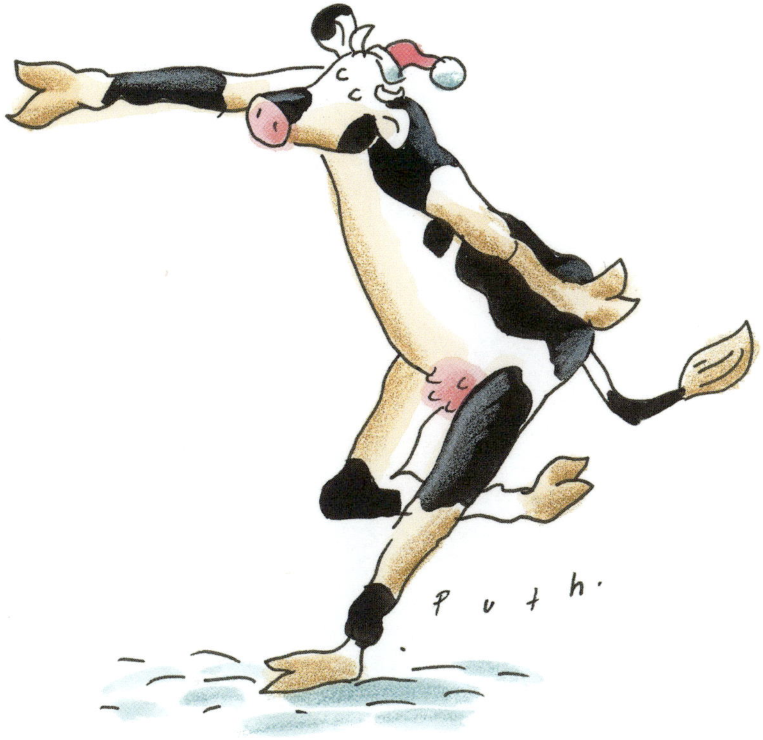

Die Kerze anzünden

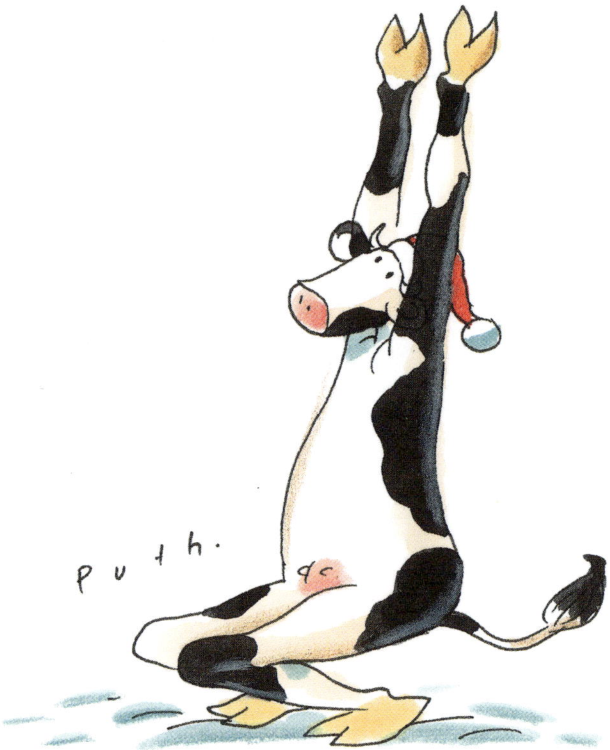

Die gehockte Weihnachtskerze

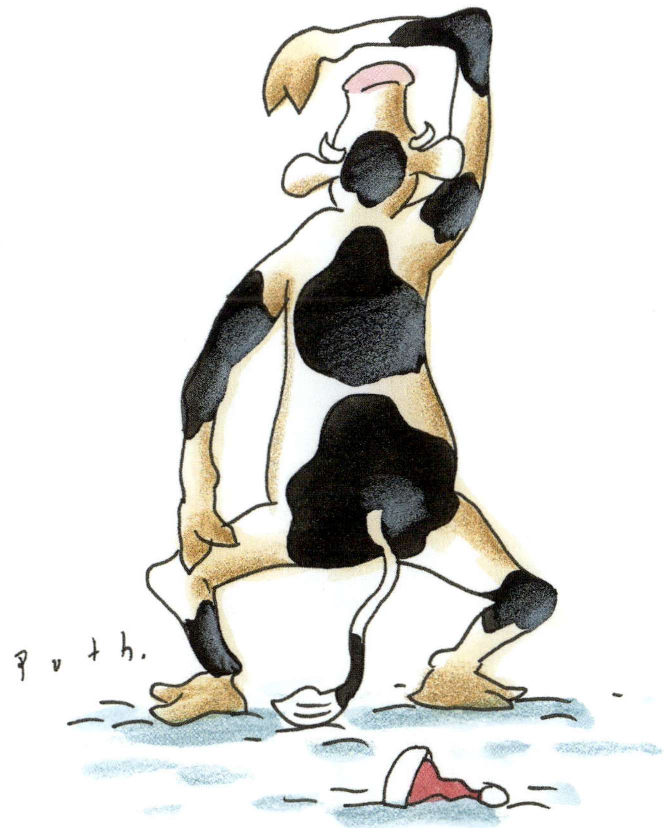

Die tropfende
Weihnachtskerze

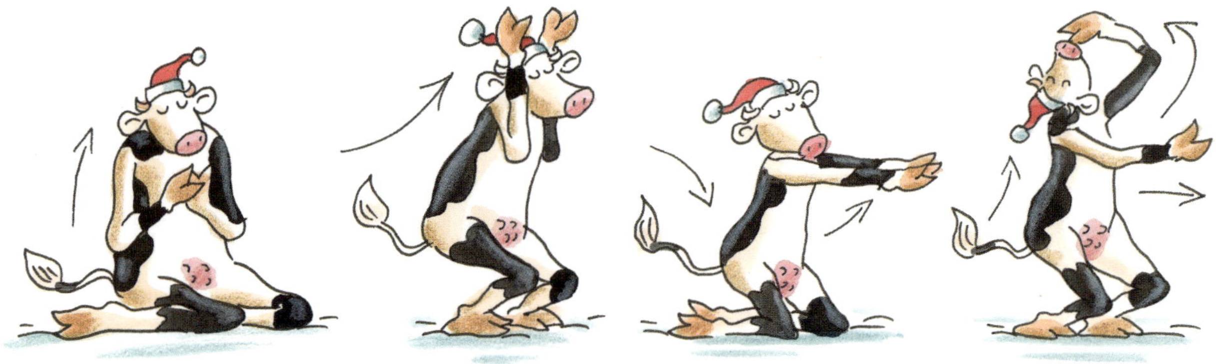

Wir"warten auf das Christkind" gehen vom "stehenden Rentier" in den "kleinen Gabentisch" und" leeren den Glühweinbecher".

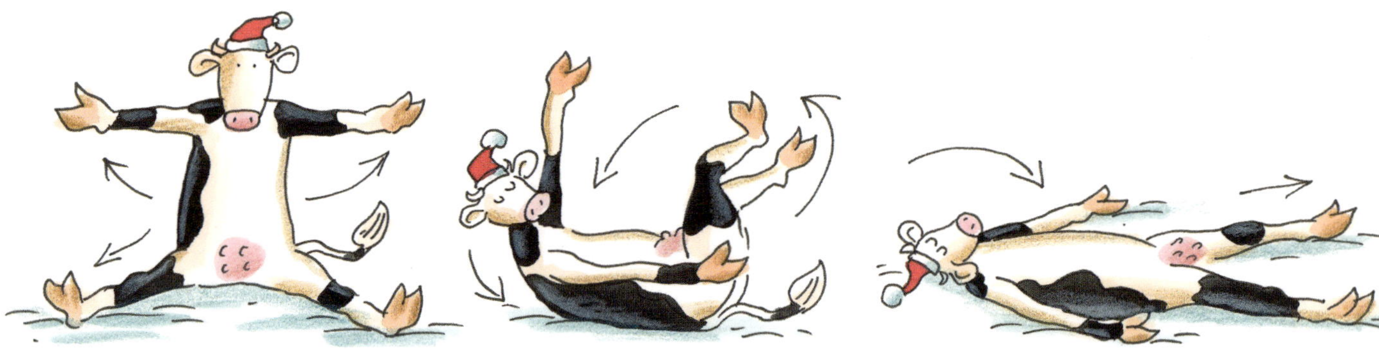

Dann"packen wir das Geschenk aus" "grüßen das Christkind" und während wir"den Weihnachtsbraten verdau

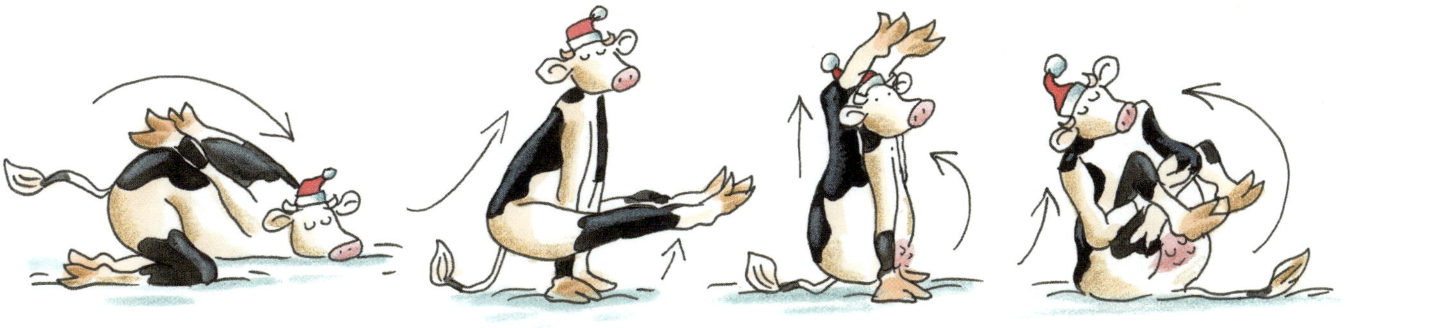

"Die gefüllte Weihnachtsgans" bringt uns dann

in die "große"

und "die kleine Tanne"

und von da in "die einfache Christbaumkugel".

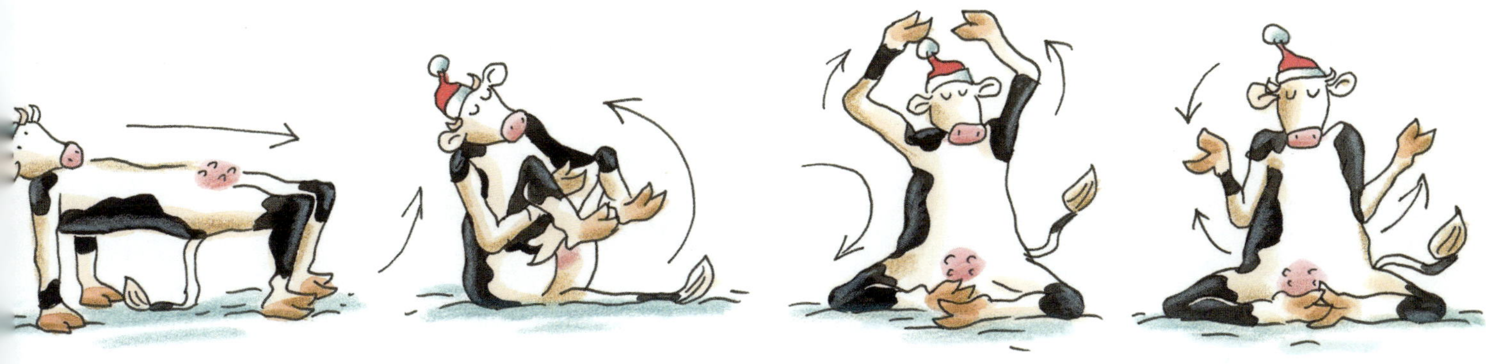

ehen wir vom "großen Gabentisch"

zurück in die "einfache Christbaumkugel"

"stellen den Christbaum auf"

und zum Ausklang "vergessen wir das Geschenk".

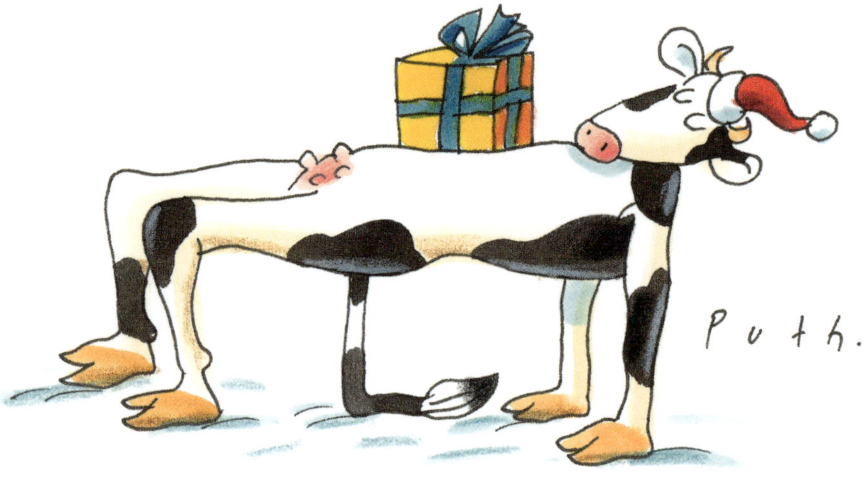

Der vierbeinige Gabentisch

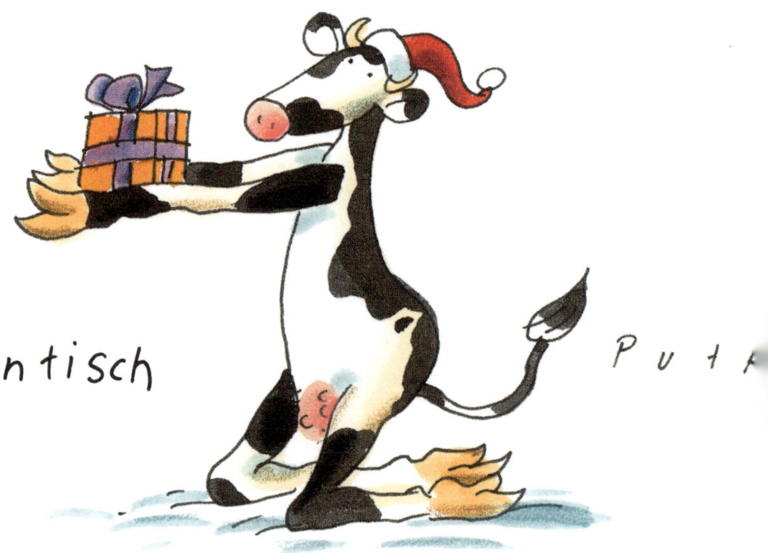

Der zweibeinige Gabentisch

Alle Jahre Wiederkäuer

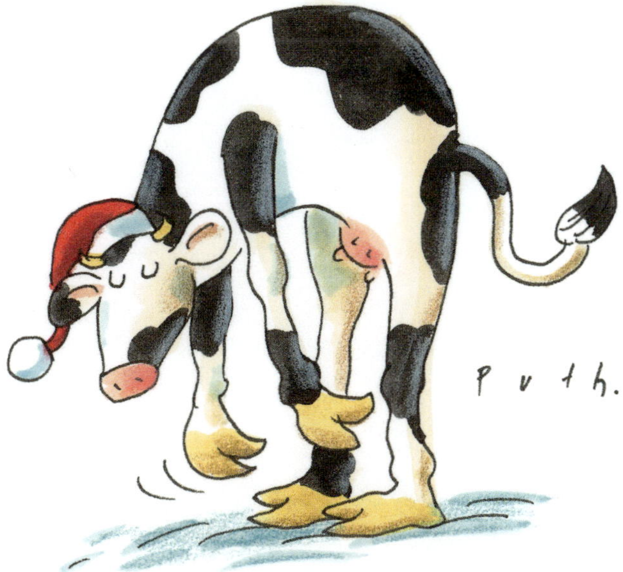

Das Weihnachtsglöckchen läuten

Der hockende Weihnachtsengel

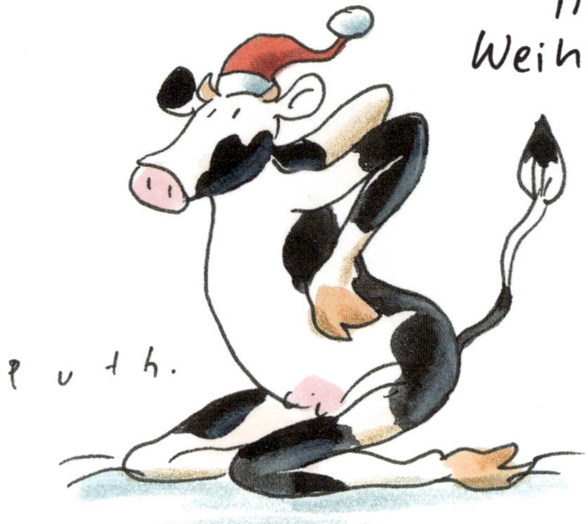

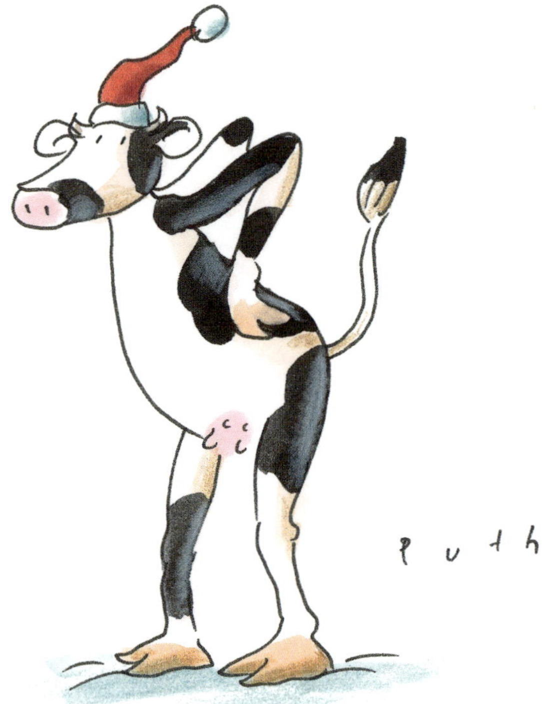

Der stehende Weihnachtsengel

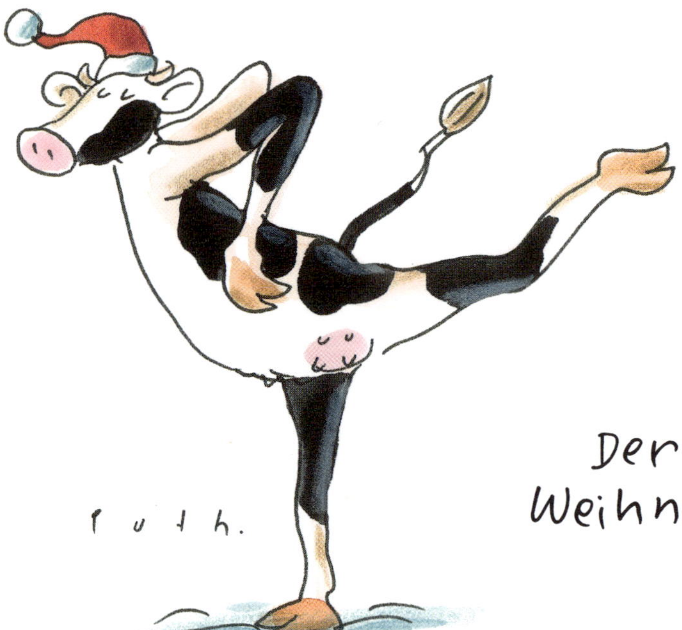

Der schwebende Weihnachtsengel

Die hängende Christbaumkugel

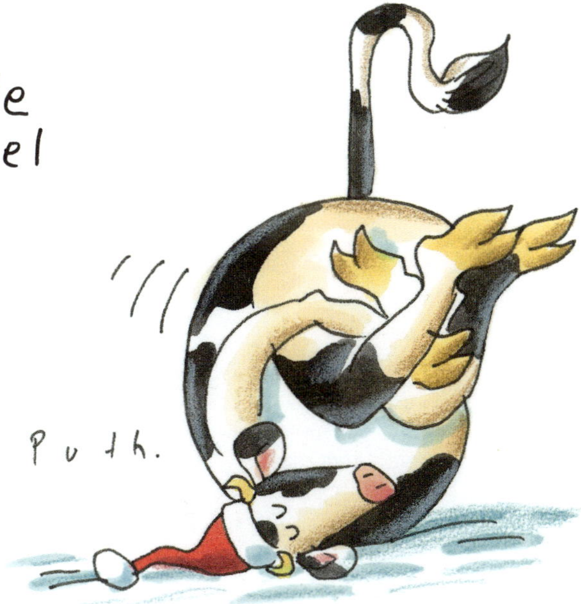

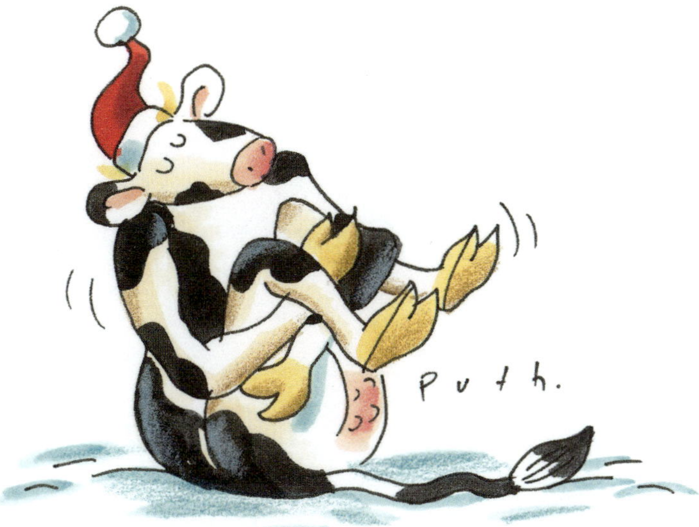

Die einfache Christbaumkugel

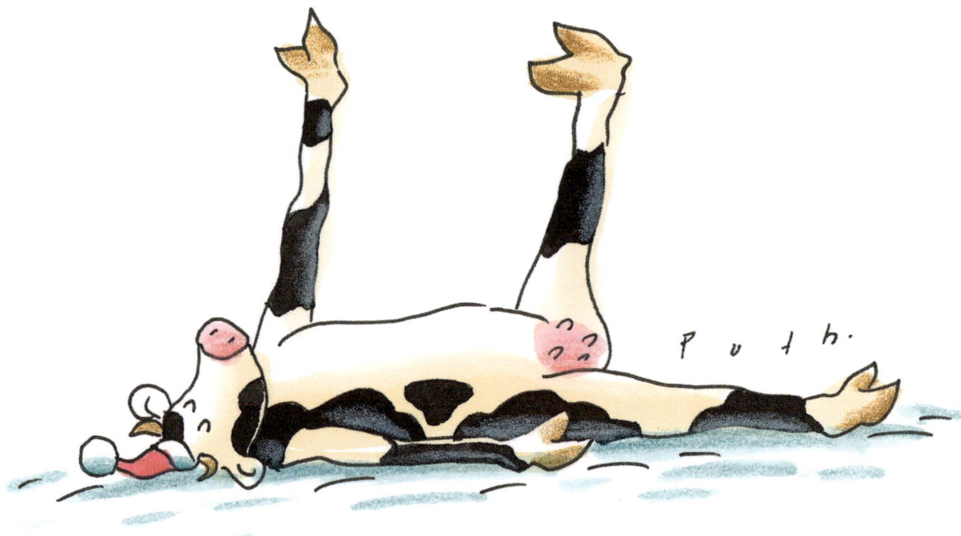

Der umgefallene Christbaum

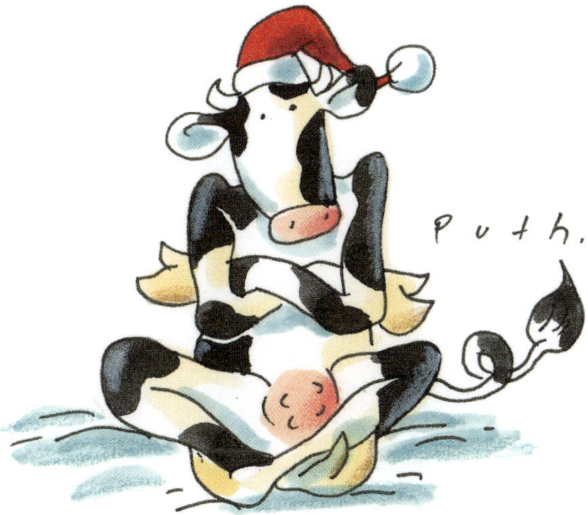

Das Geschenk
verpacken

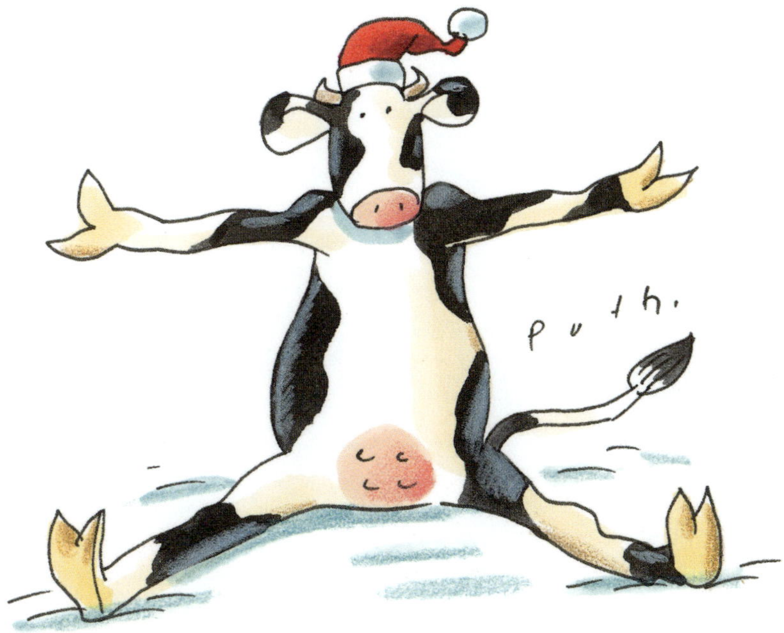

Das Geschenk
auspacken

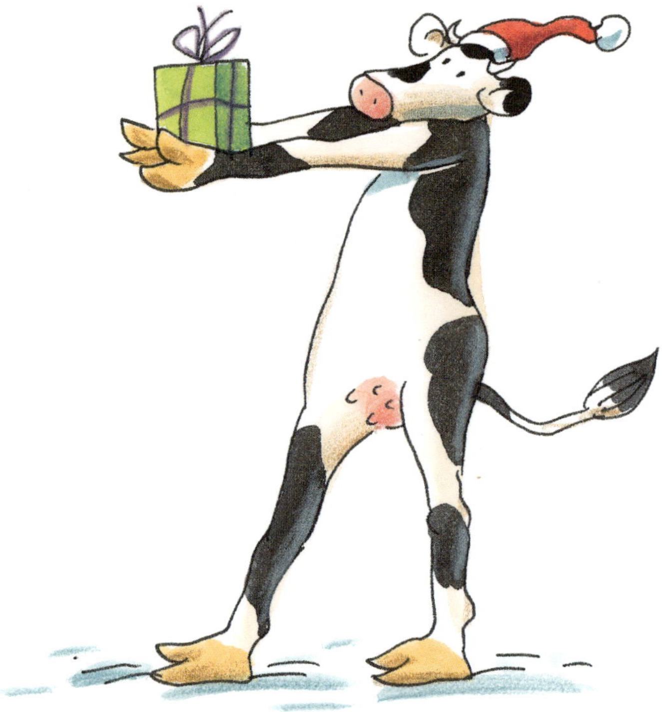

Das Geschenk
überreichen

An den Feiertagen entspannen

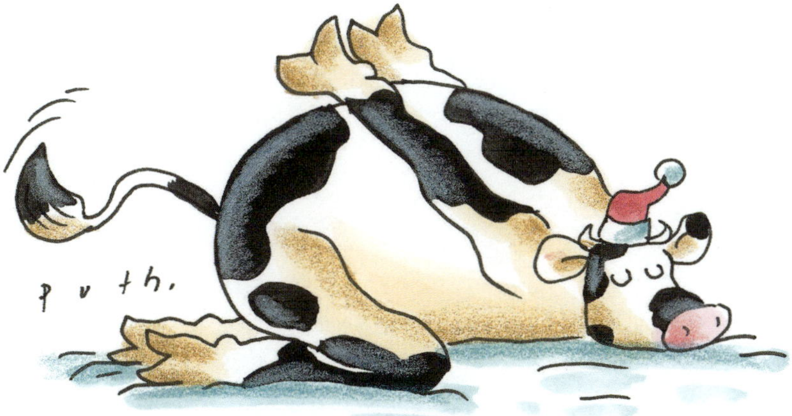

Die gefüllte Weihnachtsgans

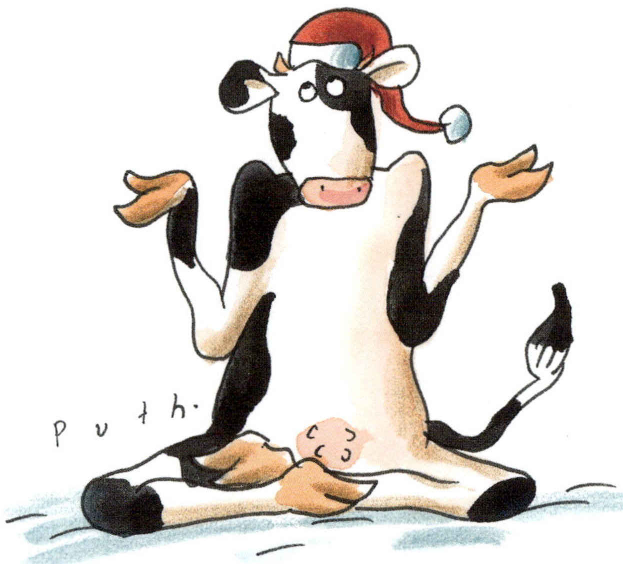

Das Geschenk
vergessen

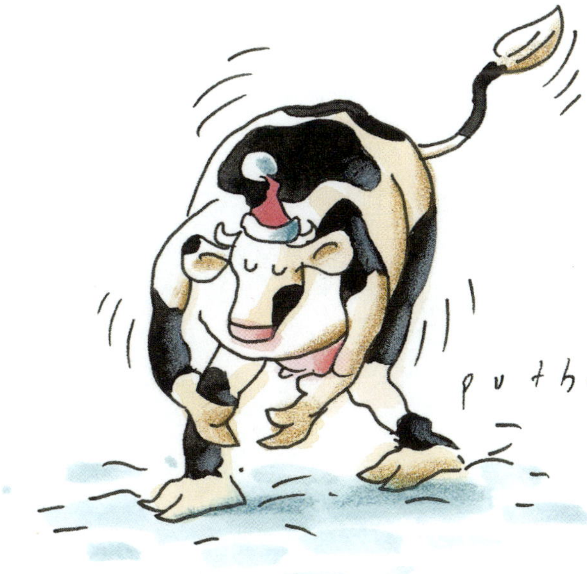

Der nadelnde
Christbaum

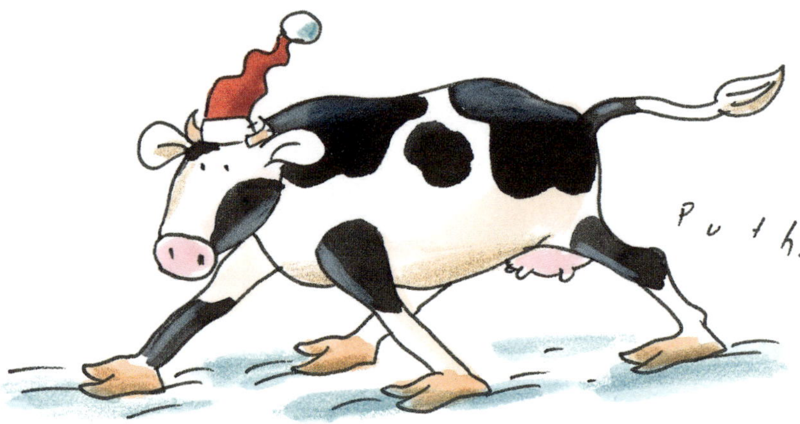

Den Christstollen erbrechen

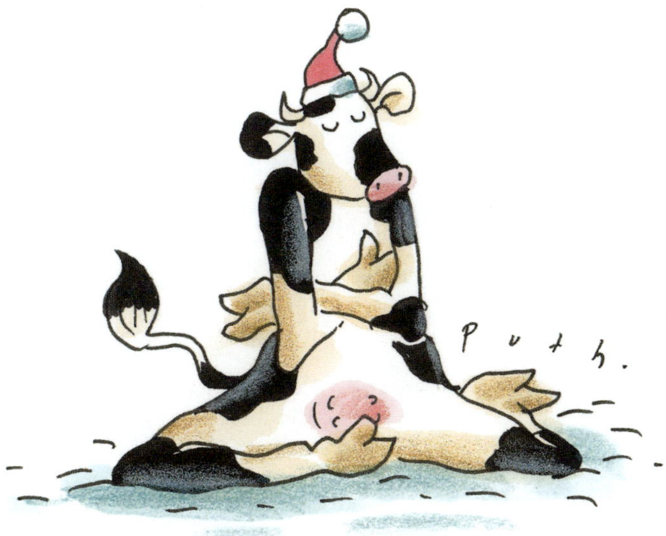

Die abgebissene
Kokosmakrone

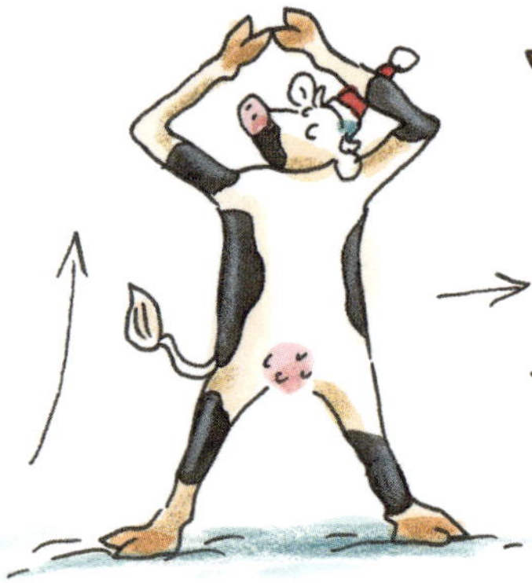

Wir beginnen mit dem "ganzen Spekulatius"

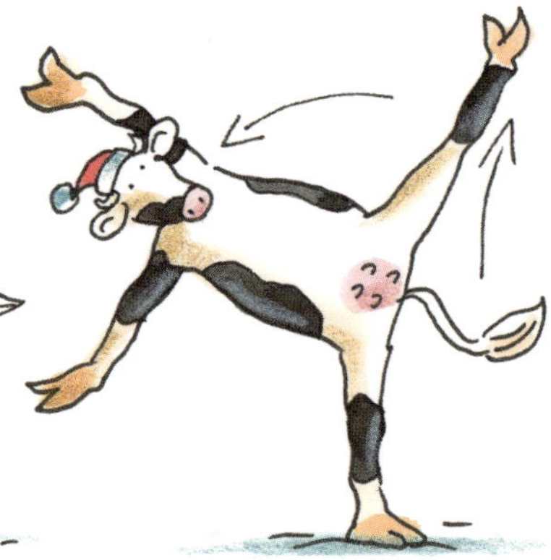

dehnen uns in den "Weihnachtsstern"

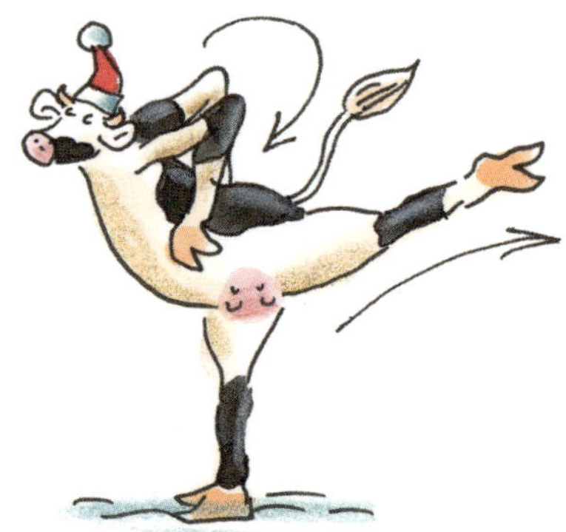

lassen über den "Schwebenden Weihnachtsengel"

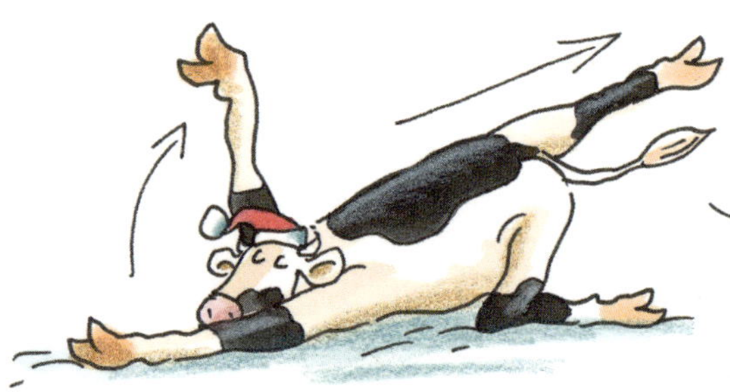

finden aus dem "abgefüllten Nikolaus"

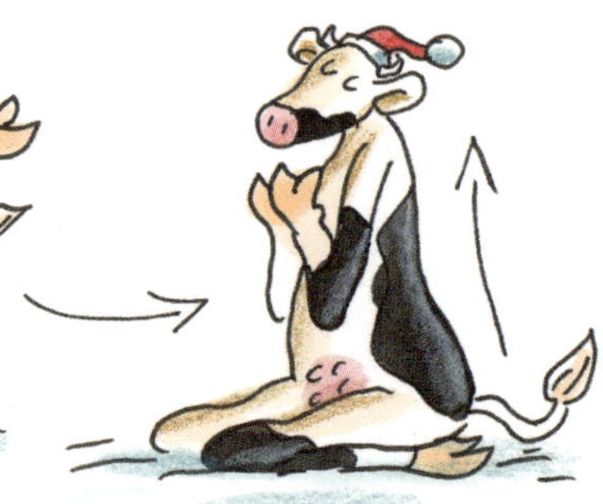

in "den sitzenden Nussknacker"

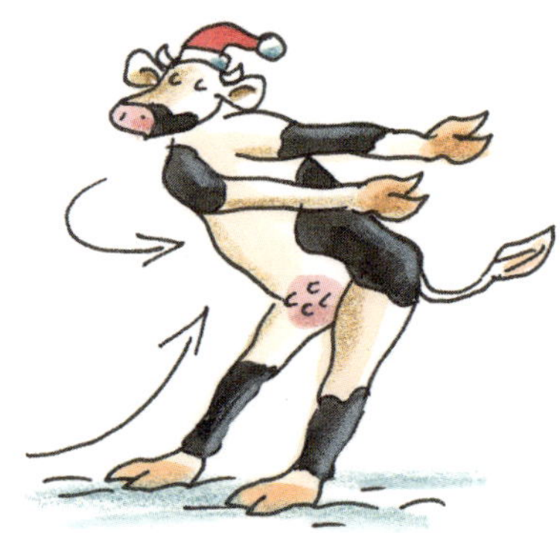

"ziehen den Schlitten"

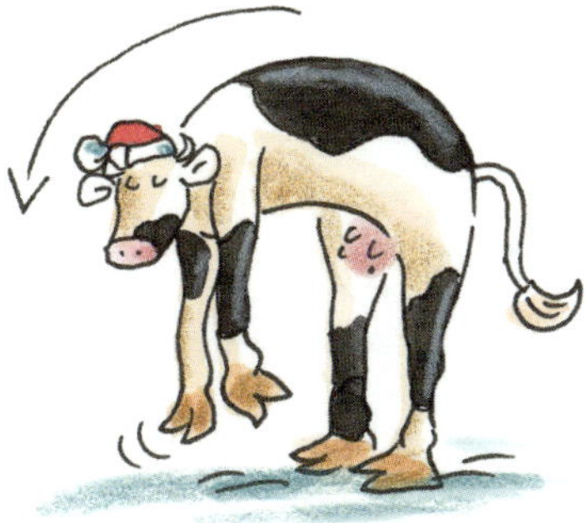

"das Weihnachtsglöckchen läuten"

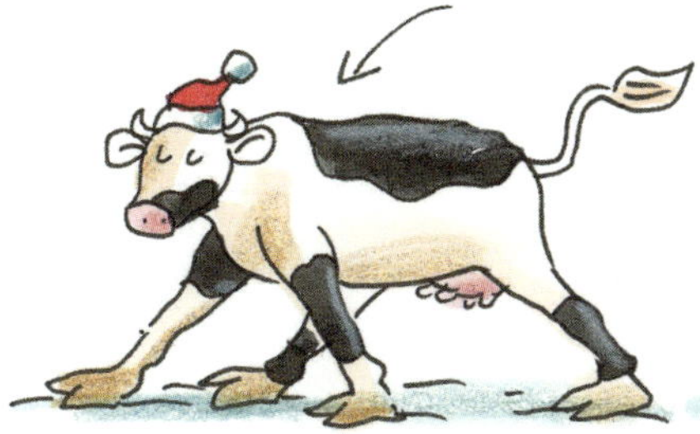

und "erbrechen den Christstollen".

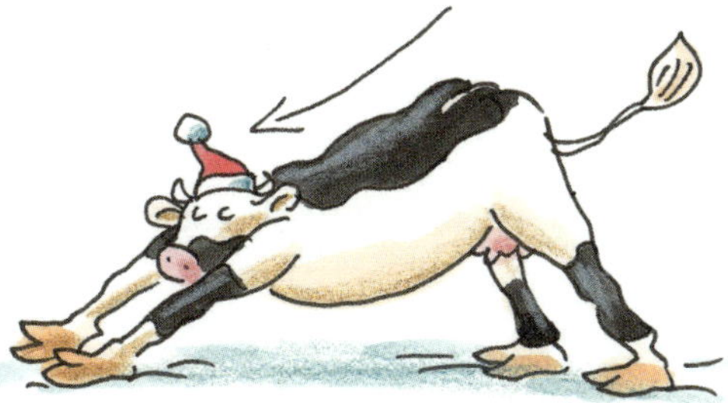

Dann fallen wir nach vorn in die "Weihnachtspyramide"

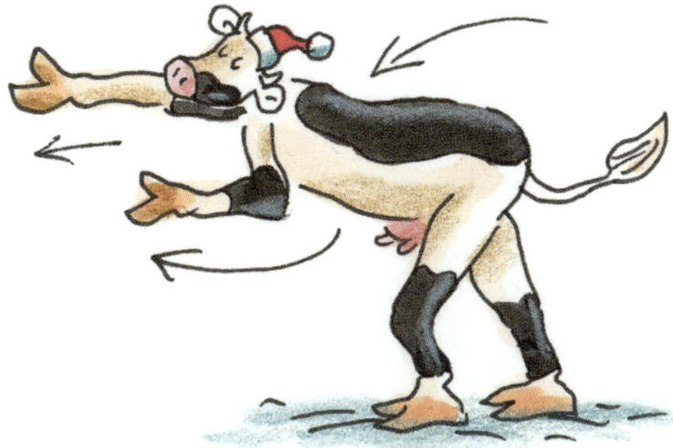

"öffnen das Adventstürchen"

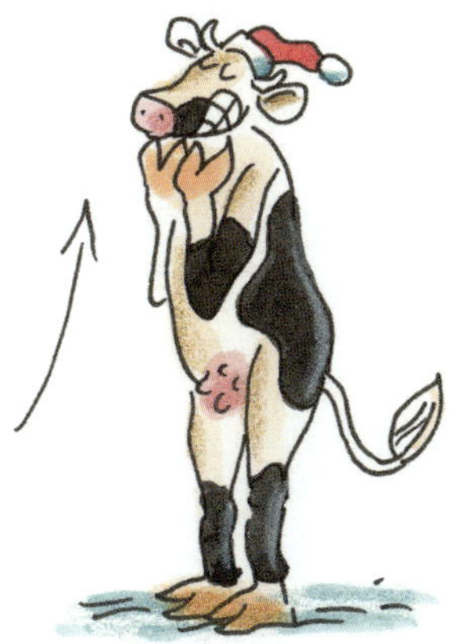

und kommen über den "Stehenden Nussknacker"

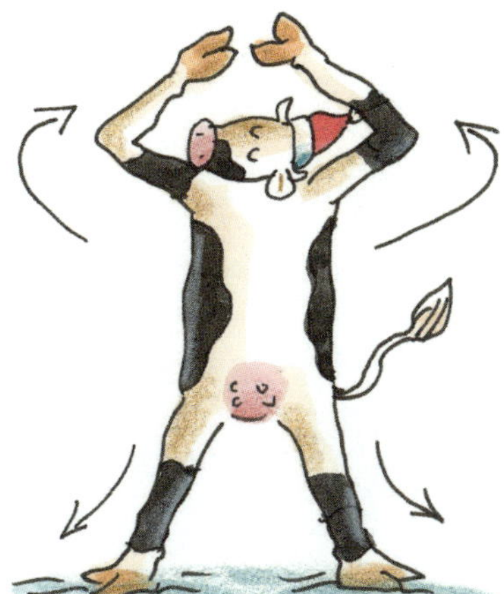

zurück in den "ganzen Spekulatius".

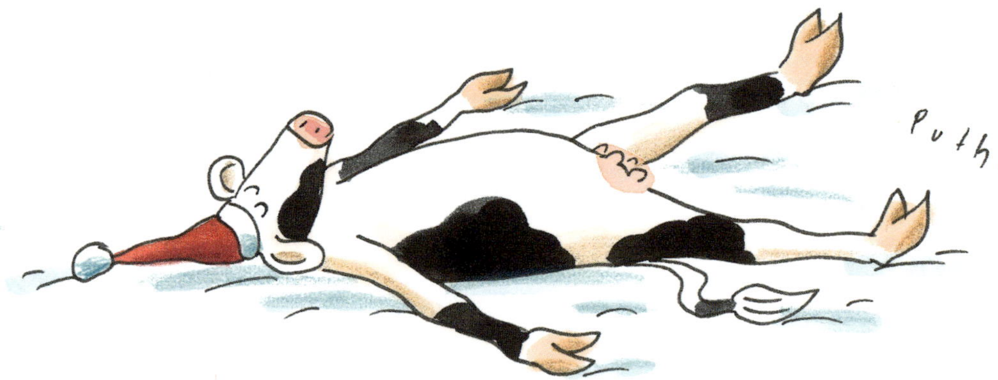

Den Weihnachtsbraten verdauen

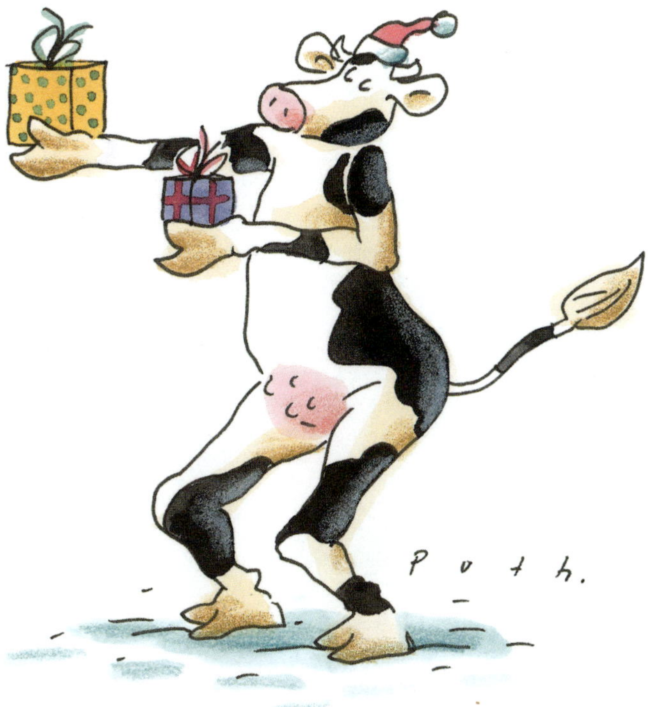

Das Geschenk umtauschen

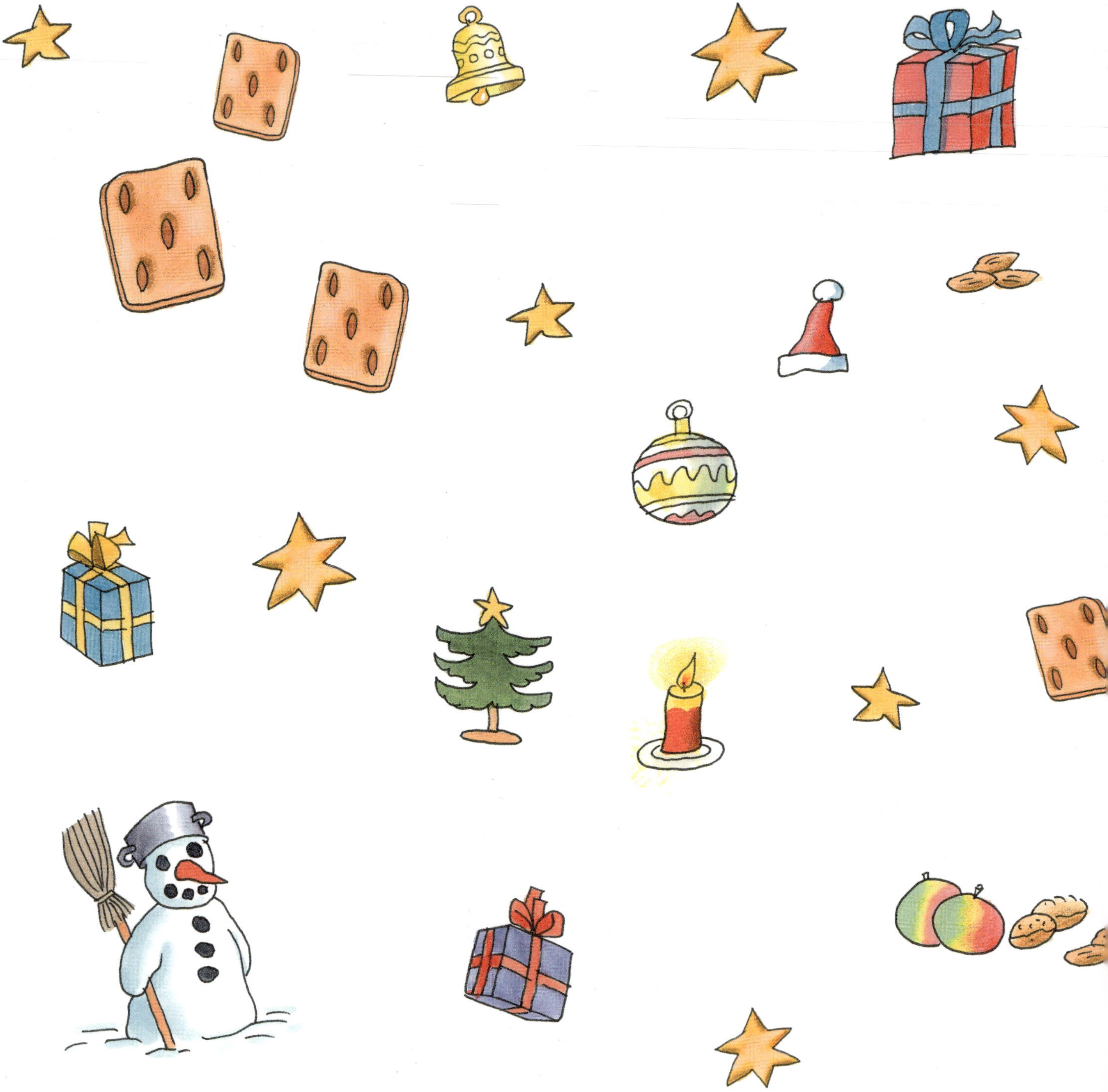